Die Diät der Hexen
Abnehmen wie im Mittelalter

AF138930

Herold zu Moschdehner

Die Diät der Hexen
Abnehmen wie im Mittelalter

Bibliografische Information durch

Die Deutsche Bibliothek:

Die Deutsche Bibliothek verzeichnet diese Publikation in der Deutschen Nationalbibliografie; detaillierte bibliografische Daten sind im Internet über http://dnb.ddb.de abrufbar.

ISBN   9783735736635

Copyright (2014)
Herstellung und Verlag: BoD - Books on Demand, Norderstedt
Alle Rechte beim Autor.

12,90 Euro

Herold zu Moschdehner fand bei einer Recherche in der Bobitzer Bibliothek ein verstaubtes, altes Buch. Er dachte sich nichts dabei, stahl es und sah es sich später daheim noch einmal genau an. Das Buch hieß „Der Wansthammer" und Herold war sofort klar was er da in den Händen hielt.

Im Jahre 1355 gab es in Bobitz einen Hexenzirkel mit dem Namen „Die weisen weißen Frauen". Sie waren sehr auf Schlankheit bedacht und brachten ein Buch heraus mit einem strengen Essensplan für 60 Tage. Hiernach sollte sich der Körper an stete Abnahme gewöhnt haben. Kein Jojo-Effekt.

Ein EssLeitfaden der besonderen Art.

Dieses Buch ist eine 1:1 Kopie dieser alten Weisungen. Wer sich daran hält, wird mehr Pfunde verlieren als ein Mastschwein nach der Brunft.

Jeder Tag führt auf, was man genau an diesem Tage zu sich nehmen soll. Hier ist es egal zu welcher Tageszeit man diese Dinge isst.

Herold zu Moschdehner berät derzeit 155 Landfrauen, die mit seinen Ratschlägen schon 3000 Kilo abgenommen haben.

Tag 1

5 Eier
10 grüne Blätter
1 Brot mit Butter
1 Glas Milch

Tag 2

1 Zwiebel
8 Erbschen
3 Kartoffeln
1 Glas Milch

Tag 3

1 Stück Käse
1 Glas Wasser
1 HünchenKeule
1 Kartoffel

Tag 4

8 Pferderippchen
1 Finger Honig
Hand voll Pfützenwasser

Tag 5

3 Froschstäbchen
1 Bund Petersilie
Eigenurin (so viel wie man mag)

Tag 6

Kanne Milch
3 Eier
8 Scheiben Wurst

Tag 7

1 Kuchen
5 Gläser Wasser

Tag 8

1 Spiegelei
5 Fingerhüte Schmalz
Weizengerste

Tag 9

Dein FastenTag
Iss nichts!
Trink viel!

Tag 10

7 kleine Kieselsteine, die Deinen Magen
von allem Reststoffen auspoltern werden.
Hiernach iss ein halbes Reh.

Tag 11

1 Schüssel Getreidebrei
1 Salzkorn
1 Kanne Wasser

Tag 12

1 Glas Wein
2 Schnitten Brot
1 Ei

Tag 13

Handvoll Roggen
Handvoll Gerste
Handvoll Hafer
mit Spucke runterschlucken

Tag 14

2 eigene Fingernägel
2 Tassen Milch
und wenn möglich nächtliches
Regenwasser

Tag 15

5 Eier
1 Käse
8 Fingerhüte Butter

Tag 16

3 Mohrrüben
1 Zwiebel
Schweinefuß

Tag 17

Handvoll leere Hand
1 Glas Schnaps
1 Bier
15 Eier

Tag 18

1 Pferdezunge
1 Stulle
1 Kanne Honig

Tag 19

Gesalzener Hering
1 Fingerhut Essig
HaarKnäul

Tag 20

Teller Brühe mit Ei
MürbeteigFladen
Wasser

Tag 21

Teller Kühe mit Hai
WürgezweigMaden
Kassler

Tag 22

Kabeljau mit Miesmuscheln
Brot
Wasser
Radieschen

Tag 23

18 Eier

Tag 24

22 Eier

Tag 25

12 Eier
Schweineleber
Milchsuppe

Tag 26

Teller voll Gerbreste
Mehlsuppe
1 Glas Wein

Tag 27

3 Äpfel
3 Birnen
3 Eier
3 Kirschen

Tag 28

Brot
Milch
Kürbis
Honig

Tag 29

Honig
Kürbis
Milch
Brot

Tag 30

MatschAmeisen
Sellerie und Spargel

Tag 31

Brennessel auf Brot
Finger einer anderen Hexe
Wasser

Tag 32

Ein Viertel Hühnchen
1 Ei
Milch
Wasser

Tag 33

Flusskrebs ohne Schale
Butter
Mehlsuppe

Tag 34

4 Marderbeinchen
Honig
2 Eier

Tag 35

Fohlenhoden
2 Gurken
Wein und Wasser

Tag 36

Nudelähnliche Kartoffelbatzen
Flohsuppe mit reisähnlichen
Lauskügelchen
Wasser

Tag 37

Baldriangestrüpp mit Butter
Rapsöl

Tag 38

Schmalzbonbons
Mehlspeise
Apfelsaft

Tag 39

3 Aale
1 Krebs
6 Nüsse

Tag 40

Heute Fastentag
Nichts essen!
Viel trinken!

Tag 41

2 Spatzen
Gurke
Möhre

Tag 42

Linsensuppe
Butterkuchen
Knochenmark

Tag 43

Quark
Kräutertee
Ziegendarm
Wasser

Tag 44

Wildschweinfleisch
Mohrrübe
Aal
Milch

Tag 45

8 Eier
10 Krümel Brot
Fettsuppe

Tag 46

Schachtel f6
Buttermilch
Red Bull
Und Pommes

Tag 47

7 Eier
1 Spiegelei
1 Rührei mit Sellerie
1 rohes Ei aus dem Pupspo der Henne
lutschen

Tag 48

Baumrindensuppe
Gurke
Milch
Honig

Tag 49

Wein
Likör aus Tollkirschen
Met
MittelalterBockwurst

Tag 50

Gerstenfladen
Husckschahas
Löwenzahn auf Brot
Wasser

Tag 51

22 Eier

Tag 52

Mutterkuchen
Rehrückenstück
Butter
Fingerhut voll Fingerhut

Tag 53

Katzenohren
Katzenleber
Katzenaugen
Und Schnurrhaare

Tag 54

Joachimstaler Klomper
Honig
10 Eier

Tag 55

1 Ei
100g Schwein
12 Steinpilze
1 Brombeere

Tag 56

2 Kuckuckseier
Milch
Wasser
Gerstenschrot

Tag 57

Rhabarber
Honig
1 Ei
Mehlschwitze

Tag 58

Ein Körnchen Zucker
3 Gurken
Apfelsaft
Kürbis

Tag 59

Hundefüße
Wasser
Käse
2 Eier

Tag 60
Fastentag.
Nichts essen!
Viel trinken.

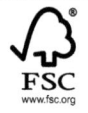